JN070444

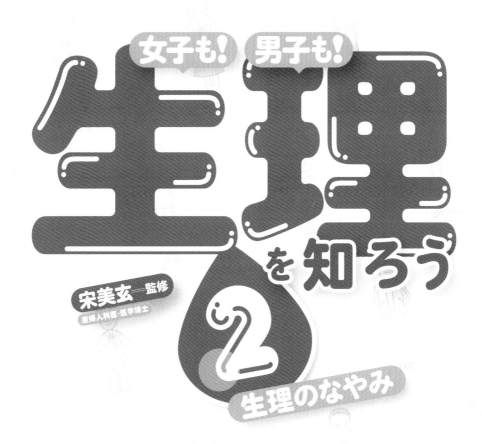

女子も！ 男子も！

生理を知ろう

を知ろう

2

生理のなやみ

宋美玄——監修
産婦人科医・医学博士

汐文社
ちょうぶんしゃ

はじめに

みなさんは、「生理」にどんなイメージを持っていますか？「生理って大変そう」「だるいしめんどう」「でも、生理のことはがまんするしかない」。そんなふうに思っている人も多いでしょう。生理がきたということは、健康な体だというあかし。そして、赤ちゃんを産める体へと成長したしるしです。けれど、これから大人になって何十年も生理の痛みをがまんしたり、生理を理由に勉強やスポーツ、仕事をあきらめたりする必要はありません。

今は生理用品の種類がたくさんあり、痛みをやわらげる薬なども増えていて、みなさんにはたくさんの選択肢があります。生理中はなやみも多いけれど、うまくつきあう方法を知るうちに、落ちこんだりあわてたりすることも減っていきます。

生理についてきちんと理解する必要があるのは、生理がある人だけではありません。生理は赤ちゃんができるしくみと関係しています。生理について知ることは、自分の体のしくみを知ることと同じように大切なことです。生理がない人も生理のことを理解していれば、家族や友だち、未来のパートナーが困っていたら助けてあげることができます。

女子も男子も、生理を知ろう！

産婦人科専門医
宋美玄

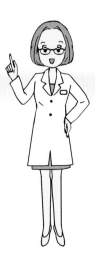

＊一般的には「生理」と呼ばれることが多いですが、正しくは「月経」といいます。この本では、わかりやすく「生理」と表現しています。

＊この本に書かれている「男（男性・男の子）」「女（女性・女の子）」という表現は、あくまで体の性のことです。心の性については、3巻で紹介しています。

もくじ

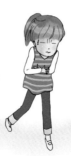

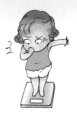
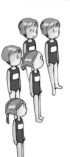

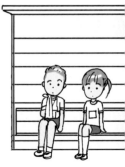

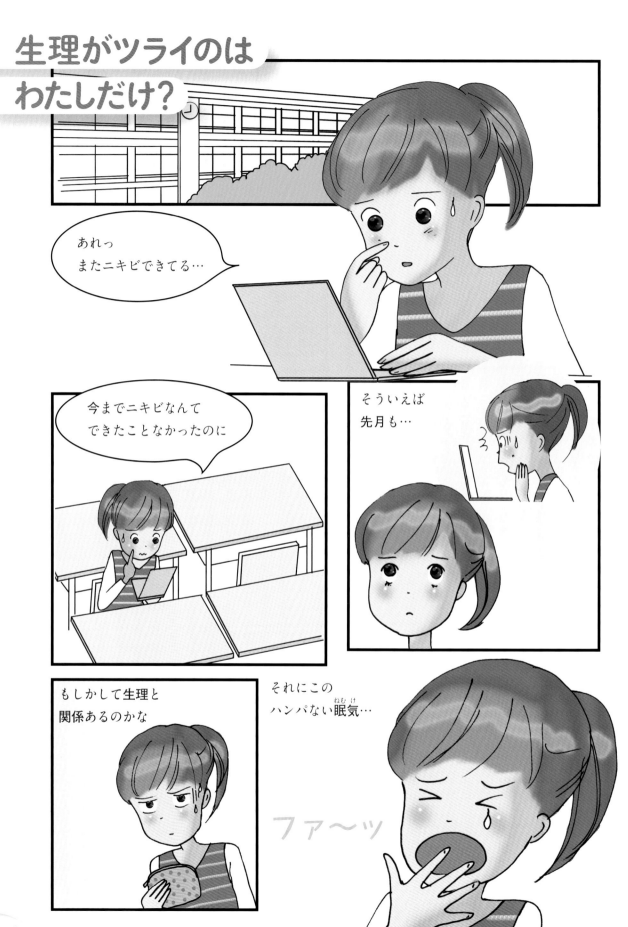

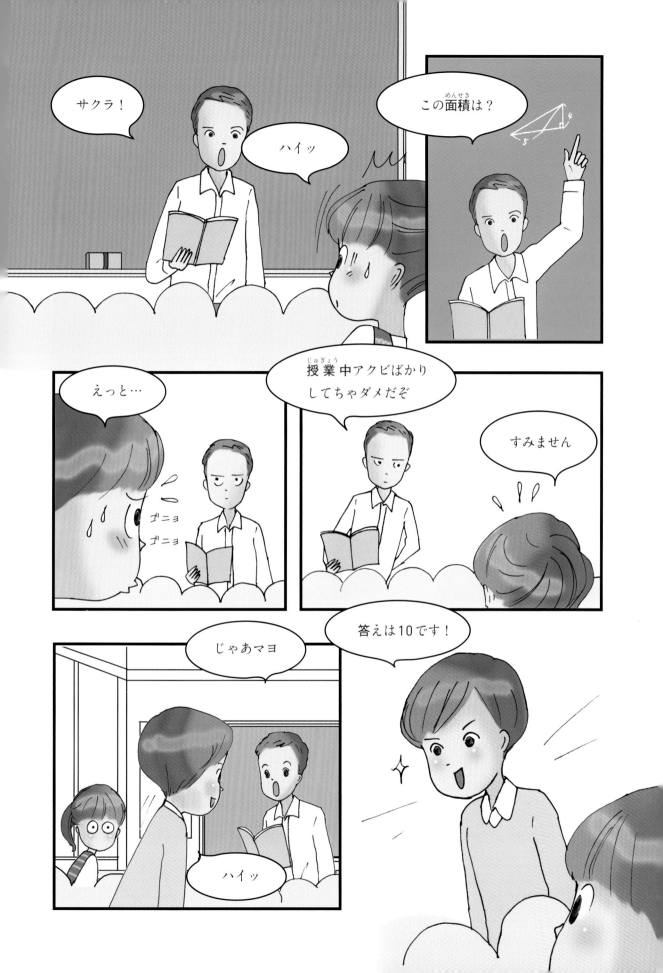

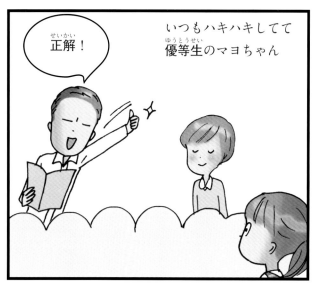

正解！

いつもハキハキしてて
優等生のマヨちゃん

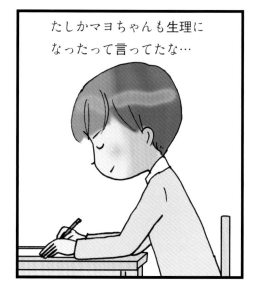

たしかマヨちゃんも生理に
なったって言ってたな…

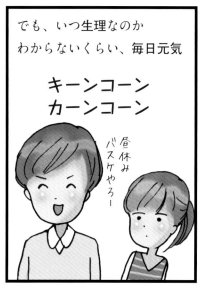

でも、いつ生理なのか
わからないくらい、毎日元気

キーンコーン
カーンコーン

昼休み
バスケやろー

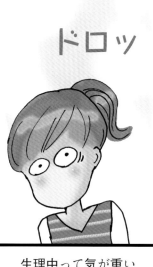

ドロッ

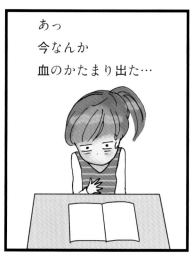

あっ
今なんか
血のかたまり出た…

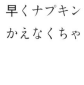

早くナプキン
かえなくちゃ

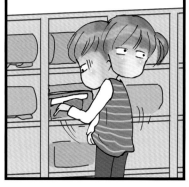

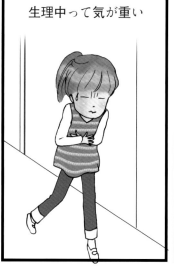

生理中って気が重い

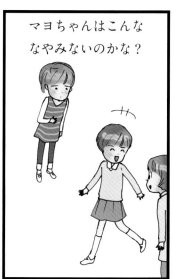

マヨちゃんはこんな
なやみないのかな？

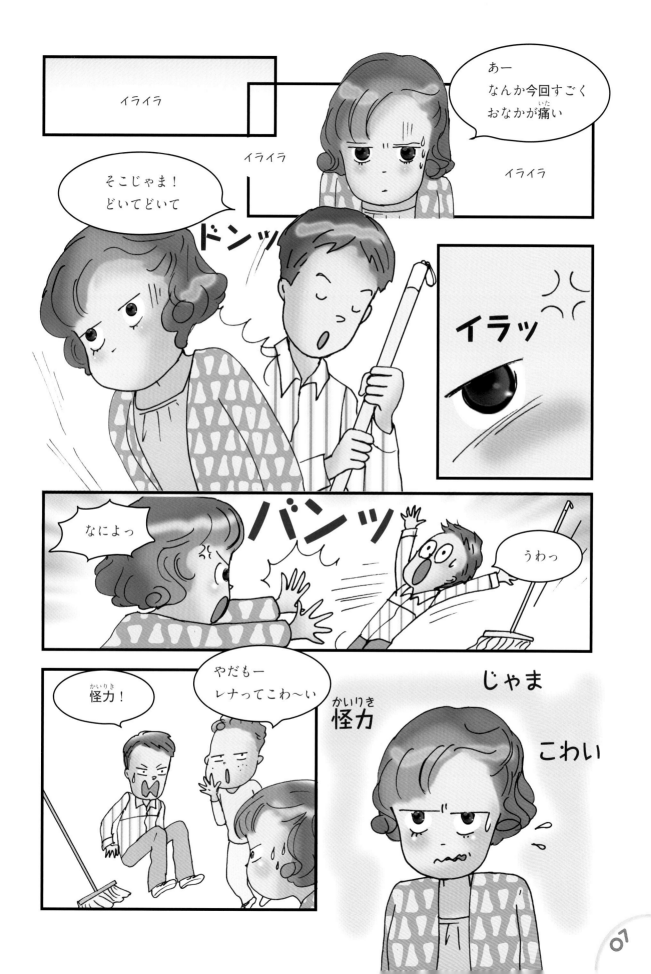

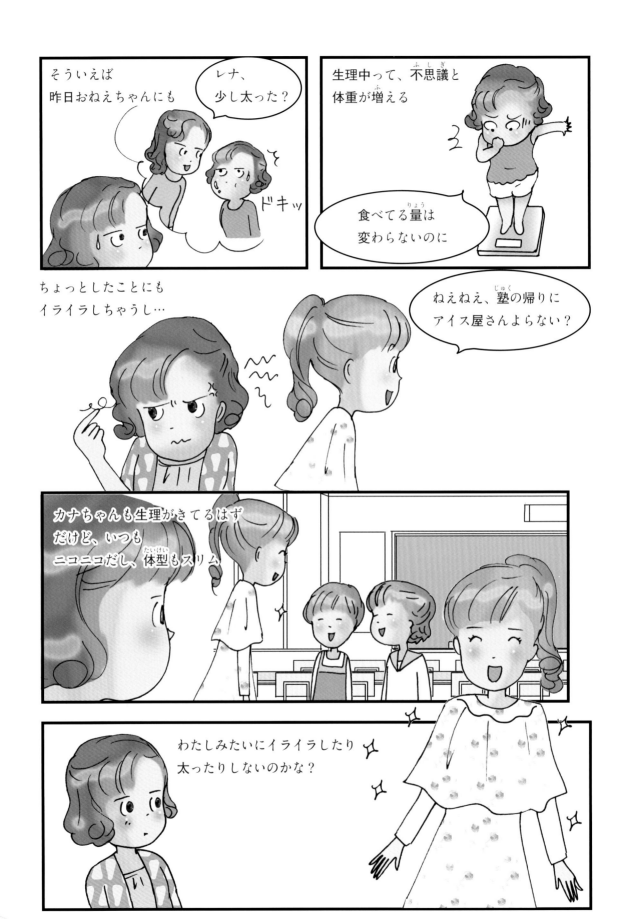

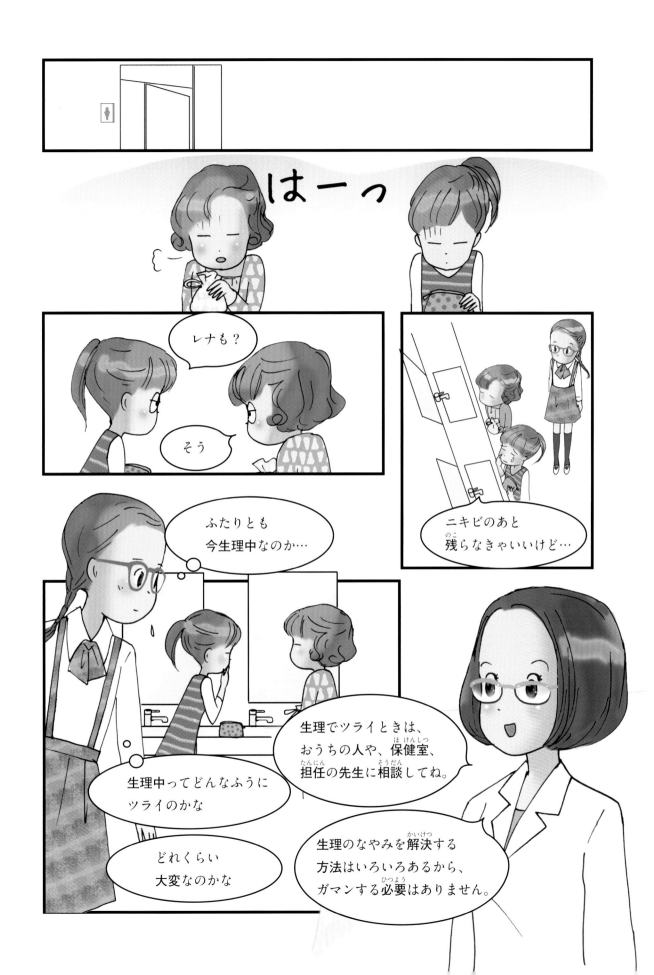

生理のなやみ

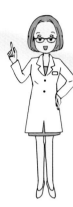

女性の体には、生理（月経）と排卵を繰り返す1か月のリズムがあります。次の生理が近づくと、ねむくなる、イライラする、体重が増えるといった症状「月経前症候群（PMS）」が表れる人もいます。生理中は、「生理痛」といっておなかや腰が痛くなることもあります。

生理痛は初経（最初の生理）を迎えて間もないころからはじまり、PMSは20代から増えます。少し前までは「生理痛は病気ではないからガマンするもの」と考える人が多かったようですが、ツライときは無理をせずまわりの大人に相談したり、体を休めたりしましょう。

▌生理前や生理中に、こんな経験はありませんか？

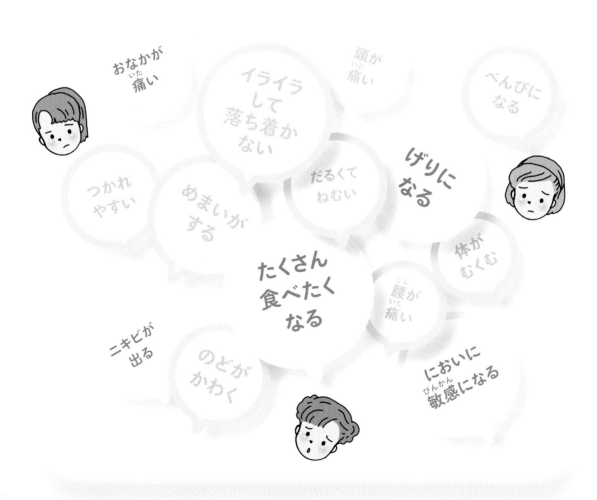

おなかが痛い

イライラして落ち着かない

頭が痛い

べんぴになる

つかれやすい

めまいがする

だるくてねむい

げりになる

たくさん食べたくなる

体がむくむ

腰が痛い

ニキビが出る

のどがかわく

においに敏感になる

生理のリズムと体調

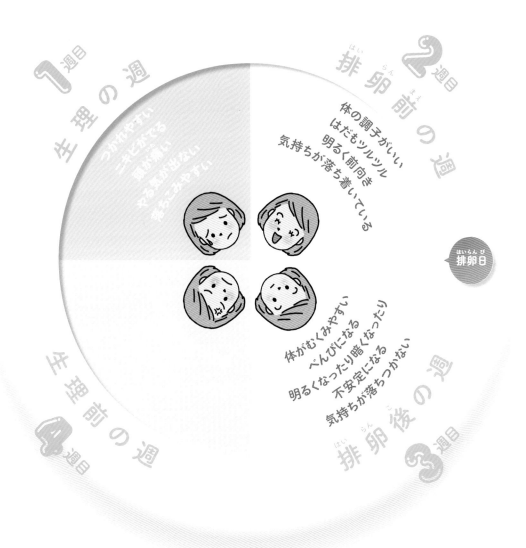

1週目
生理の週

うかれやすい
ニキビができる
頭が痛い
やる気が出ない
落ちこみやすい

排卵前の週
2週目

体の調子がいい
はだもツルツル
明るく前向き
気持ちが落ち着いている

排卵日

4週目
生理前の週

排卵後の週
3週目

体がむくみやすい
べんぴになる
明るくなったり暗くなったり
不安定になる
気持ちが落ちつかない

＊生理のしくみとサイクルは、1巻11, 14ページにくわしく書かれています。
＊心や体に表れる症状は、人それぞれです。上に書いてあるのはひとつの例です。

そぼくなギモン

Q.

生理がはずかしくないものなら、どうしてかくすの？

生理がきたということは、健康な体だというあかし。もちろんはずかしいことではありません。けれど、生理のことをオープンにする人もいれば、人前で話すのははずかしいと思う人もいます。どう感じるかは人それぞれで、無理にオープンにすることはありません。もしこそこそしている女子を見かけたら、その気持ちを察してそっとしてあげてね。

A.

こんなことでなやんでいませんか?

┃生理痛

生理でおなかや腰が痛くなることを生理痛といいます。
生理痛の症状はそれぞれで、ひどい人もいれば、そうでない人もいます。

Q. 生理がはじまる前は必ずおなかが痛くなります

生理中は、生理の血（経血）を体の外に出すために、子宮の筋肉がぎゅーっと縮み、そのときにおなかや腰が痛みます。体が完全に大人になるまでは子宮の入り口がまだやわらかくなく、せまいので、生理の血を出すときに力が入りすぎて、生理痛がひどくなりやすいといわれています。生理痛は大人になるにつれ、軽くなる人が多いです。

Q. 生理痛がない人と、ある人がいるのはなぜ?

原因ははっきりわかっていませんが、生まれつきの体質や子宮の傾き具合によって差が出るといわれています。ただ、生理痛がひどい人は、20〜40代で「子宮内膜症」(13ページ) という病気にかかりやすいというデータがあります。ひどい痛みが長く続いたり、どんどん痛みが強くなったりする場合は、おうちの人に相談して、産婦人科・婦人科を受診しましょう。

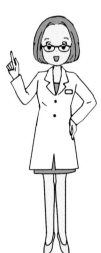
「ツライ」と思ったら、無理をしないこと。生理とのつきあい方は、自分で決めていいんだよ!

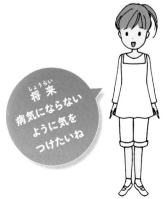
将来
病気にならないように気をつけたいね

生理痛がひどいときはどうしたらいい?

起きているのがツライ、食欲もない、フラフラしてめまいがするなど、生理痛がひどいときは、ガマンをしないで市販の痛み止めの薬を使いましょう。毎月、学校に行けないほどツライ場合は、産婦人科・婦人科で処方された薬を使うことをおすすめします。痛み止めは「クセになる」と言われることもあるけれど、月に数日飲む程度なら体に害はないので心配はしなくても大丈夫。

 大事!

痛み止めの使い方

アトピーやアレルギーの薬を飲んでいる人は、痛み止めの薬を使わないほうがいい場合もあります。市販の薬を買うときは、ドラッグストアや薬局で薬にくわしい薬剤師さんにアレルギーのことなどを相談して、安全な薬を選んでもらいましょう。

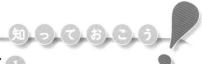
学校では保健室で痛み止めをもらえるよ

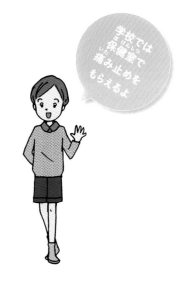

知っておこう!

生理にまつわる病気①

将来のために、生理にまつわる病気について学んでおきましょう。

子宮内膜症

子宮の内側にしかない子宮内膜がそれ以外（卵巣など）にもできて、生理の前後におなかが痛くなります。一度はじまると生理がなくなる閉経までつきあっていく病気。人によっては、赤ちゃんができにくくなることもあります。

月経困難症

腹痛、腰痛、頭痛、吐き気、めまいなどの生理痛が起きて、なかには日常生活が送れないほどひどい場合もあります。思春期に月経困難症を経験した人は、なかった人にくらべて子宮内膜症にかかりやすいといわれています。

生理周期

生理がくる時期やサイクルはそれぞれちがいます。
正しい知識を身につければ、そんなに心配することはありません。

Q. はじめて生理があってから
何か月もこないけれど、大丈夫？

生理がはじまったばかりのころは、2〜3か月こなかったり、2回目の生理との間が半年以上あくということもよくあります。2〜3年のうちにきちんとくるようになるので、毎月こなくても心配いりません。体がつかれていたりストレスや心配ごとがあったりすると、生理不順になることもあります。

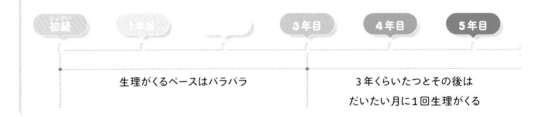

| 初経 | 1年目 | | 3年目 | 4年目 | 5年目 |

生理がくるペースはバラバラ　　　3年くらいたつとその後は
だいたい月に1回生理がくる

Q. なかなか生理が
はじまらなくて心配です

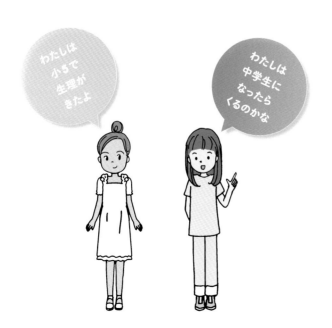

わたしは小4で生理が来たよ

わたしは中学生になったらくるのかな

体の成長スピードがそれぞれちがうように、生理がはじまる時期も人それぞれ。平均は12才ごろですが、15才くらいまではじまれば心配いりません（1巻13ページ）。反対に初経が早いと、身長が伸びずに止まってしまうことも。一般的に、初経が10才6か月以前だと早いといわれています。心配なときは産婦人科・婦人科に相談しましょう。

経血

友だちや家族にも相談しにくい生理の血（経血）のなやみ。
血の量や色を自分で確かめる習慣をつけましょう。

Q. 生理のときにレバーみたいな血のかたまりが
出ることがある。病気なの？

小指の先くらいの大きさのかたまりであれば、だれにでもあること
なので心配いりません。将来、大人になってから親指の先くらいの
大きなかたまりが出る、ナプキンが1時間ももたないくらい血の量が
多いようなら、「過多月経」（17ページ）という病気の可能性も。そう
いう症状があったら、一度産婦人科・婦人科でみてもらいましょう。

Q. 生理の血が多かったり、
少なかったりする。これって変なの？

生理は体調によって量が多いとき、少ないときがあるのがふつう。
初経から3年くらいは、量が少なめなことも。前の生理の血が残っ
ていたり、子宮にたまった生理の血がどっと出てきたりすると、
量が多くなります。少ないのも多いのも病気ではないことがほと
んどですが、「血の量が少なくて生理がすぐに終わってしまう」「生
理が8日以上続く」といった場合は受診してみましょう。

そぼく
な
ギモン

Q.

同じ生徒会の係の子
が大切な行事の日に
休んでとても困った。
次の日、文句を言った
ら「生理痛だった」と言
われて。それってあり？

ひどいときは起き上がることもできないほどフラフラしたり、お
なかが痛かったり、生理痛がひどい人もいます。月経困難症
（P13）の人は、毎月病院に行って薬をもらわないと日常生
活が送れないという場合も。「生理痛で休んだ」と言われたと
きは、「ズル休み！」と言ったりせずに、「お大事に」とやさしい
言葉をかけてあげましょう。そのほうが相手もうれしいはず。

 A.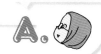

生理中の体のこと

生理中は体の状態がいつもとちがって、気になるもの。
どうケアすればいいのか、覚えておきましょう。

Q. 生理のときの においが気になる……

トイレでナプキンをかえると、においが気になることがあるかもしれません。けれど、出血が多いのに何時間もかえないような使い方をしていない限り、他人にわかることはありません。こまめにトイレに行って、昼間はだいたい2時間おきにナプキンを交換しましょう。同じナプキンを3時間以上使っていると、バイキンが増えてくさいにおいがしたり、おまたがかぶれたりする原因に。

自分が感じているほどまわりには、においていません。あまり気にしすぎないように！

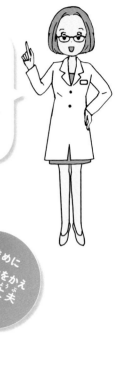

こまめにナプキンをかえれば大丈夫なんだね

Q. 生理中は膣の中もきれいに 洗ったほうがいいの?

ナプキンが当たっている部分（デリケートゾーン）は、蒸れやすくよごれがたまりやすい場所。生理中だけでなく、いつも清潔にしましょう。はじめにシャワーでよごれを落としたら、次にボディーソープや石けんを泡だてて、やさしく洗います。膣の中まで洗う必要はありません。デリケートゾーン専用の石けんも売られています。

生理にまつわる病気②

将来のために、生理にまつわる病気について学んでおきましょう。

原発性無月経

18才になっても初経がこない状態を原発性無月経といいます。基本は「18才」となっていますが、15才になっても初経がない場合は、一度産婦人科で相談してみましょう。原発性無月経は治療によって治る場合もあります。

続発性無月経

初経から2年以上たち、これまでは毎月生理があったのに、あるときから生理がない状態のこと。原因はダイエットなどで急激に体重が減ったことやストレスなどが考えられます。3か月以上無月経が続いたら受診しましょう。

頻発月経・稀発月経

頻発月経は生理周期が24日よりも短く、生理がたびたびくる状態。逆に生理周期が39日よりも長く、たまにしか生理がこないのが稀発月経。周期が長いだけで2か月に1回はくるなど、定期的に生理があるなら心配はいりません。

過多月経・過小月経

生理が8日以上続く、出血量が多くて貧血になる、1時間おきにナプキンを取りかえないともれるといった場合は、過多月経の可能性があります。過小月経は、生理期間が1～2日と短く、経血の量がとても少ない状態をいいます。

※これらをひとまとめにして生理不順（月経不順）とよびます
※平均的な生理周期（月経周期）や経血量は、1巻12～14ページにくわしく書かれています

大事！

困ったときは、産婦人科・婦人科へ

産婦人科や婦人科は、妊婦さんのためだけの病院ではありません。生理痛や生理不順、ダイエットによる無月経などの治療をしたり、生理をずらすための薬（27ページ）も処方してくれます。はじめての受診で不安なときは、女性医師がいる病院を探すのもひとつの方法。「妊婦さんが座るような診察台に座るの？」「性器への内診がこわい」と心配する人もいますが、生理痛や生理不順の相談は、おなかの上からの診察や検査が中心です。安心してくださいね。

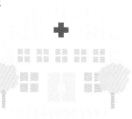

み ん な の 声

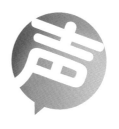

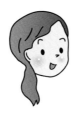

アイ｜19才

コンビニでナプキンを買うと、中身が見えない袋（ふくろ）に入れてくれるよね。でも、わたしは「袋（ふくろ）はいりません」って店員さんに言っている。だって、世界の半分は女性（じょせい）だし、生理ってはずかしいことじゃない。かくす必要ないよね。

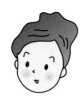

ハルカ｜23才

わたしの会社には「生理休暇（せいりきゅうか）」があります。生理痛（せいりつう）がひどくて働くのが難（むずか）しいとき、社員がお休みを取れる制度（せいど）。わたしはたまに生理痛（せいりつう）がひどいときがあるから、生理休暇（せいりきゅうか）を使って会社を休んで、家でゆっくり寝（ね）ているよ。

マイ｜26才

中学生のころから生理痛（せいりつう）がひどくて、毎月ツラかった……。高校に入って婦人科（ふじんか）に通うようになってからは、生理用のピル（薬）を毎日飲んでいるよ。おかげで、生理痛（せいりつう）もほとんどなくて、毎月楽になった！

マナミ｜30才

生理中は、「今生理だから、体調があまりよくない」と夫に伝えたり、「今日はママ生理だから、一緒におふろに入れないよ」と息子に話したり、わたしの家庭では生理のことをオープンにしています。

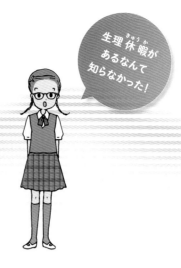

生理休暇があるなんて知らなかった!

サオリ｜35才

20代のころから生理不順で、30代でやっと婦人科に行ったら子宮内膜症になっていて。もっと早く受診していればよかった……。今は歯医者さんに行くような感覚で、定期的に婦人科に通っています。

ヒトミ｜38才

子どものころお母さんは生理中、ご飯も作れないくらい寝こんでいて。それでも薬を飲まずに、病院にも行かなかったから、生理痛はガマンするものだと思いこんでいた。娘にはいろいろな選択肢を教えてあげたい。

生理ってはずかしいことじゃないんだね

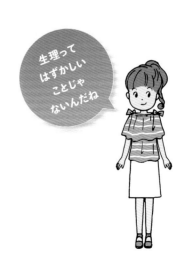

生理中のプール、どうしたらいい？

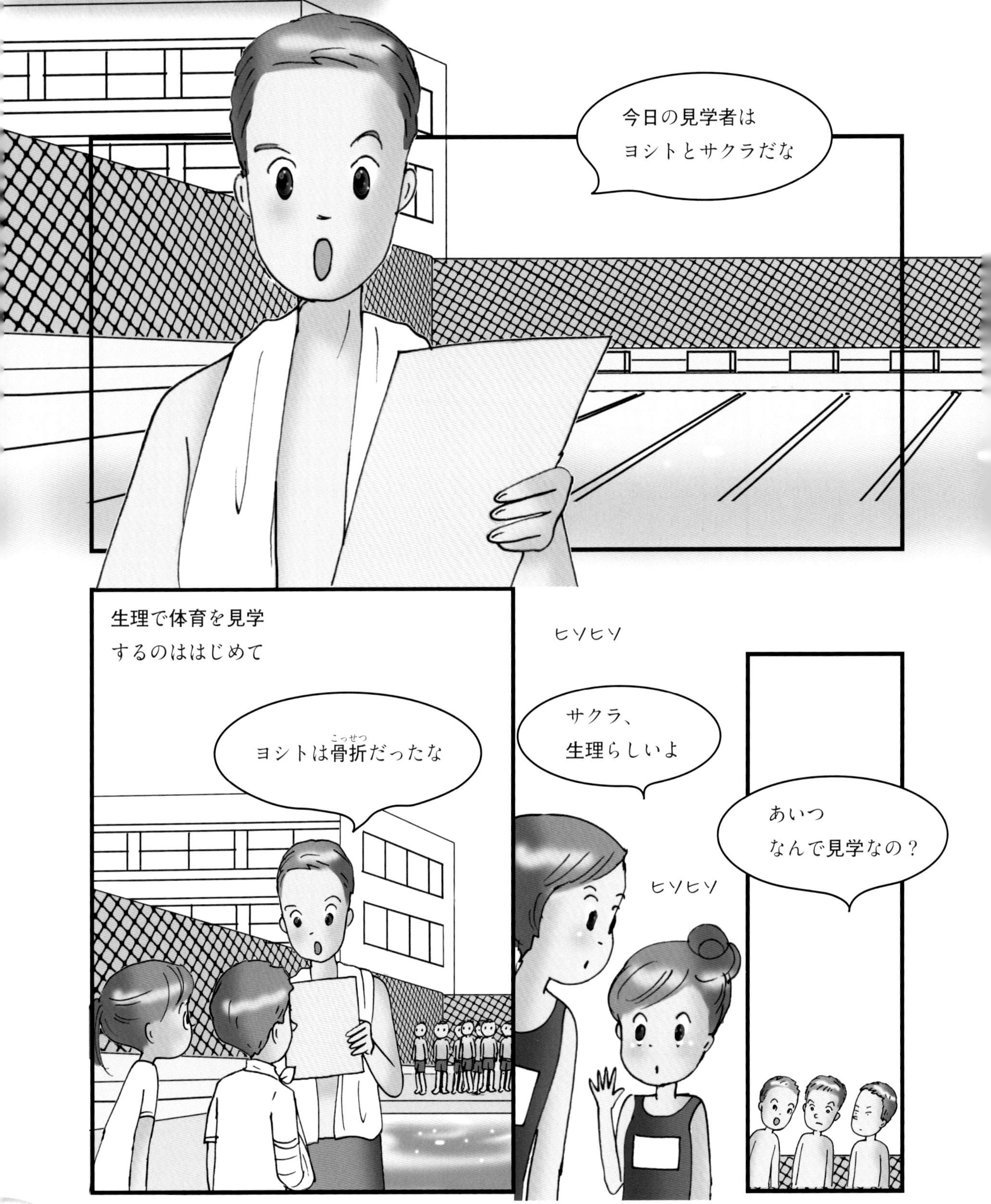

今日の見学者は
ヨシトとサクラだな

生理で体育を見学
するのははじめて

ヨシトは骨折(こっせつ)だったな

ヒソヒソ

サクラ、
生理らしいよ

あいつ
なんで見学なの？

ヒソヒソ

20

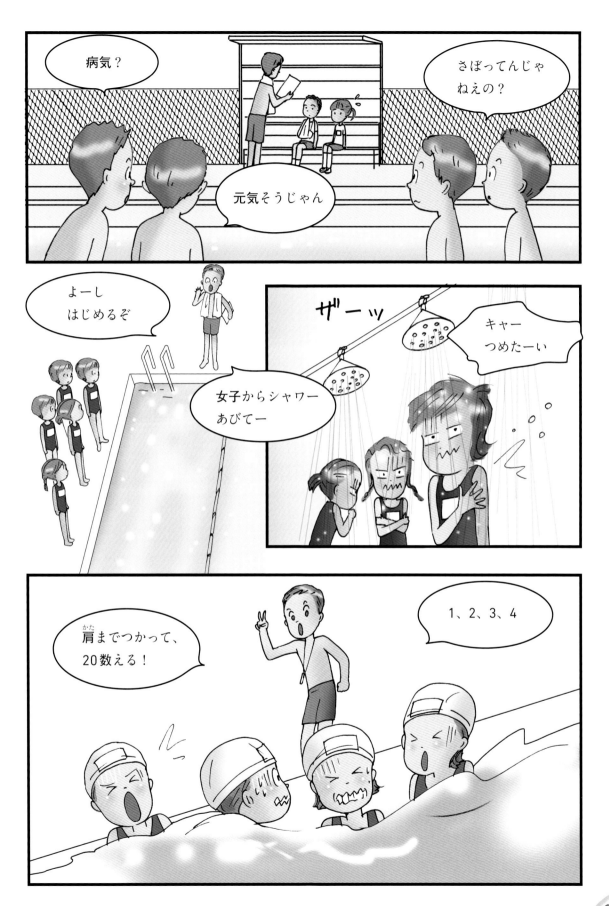

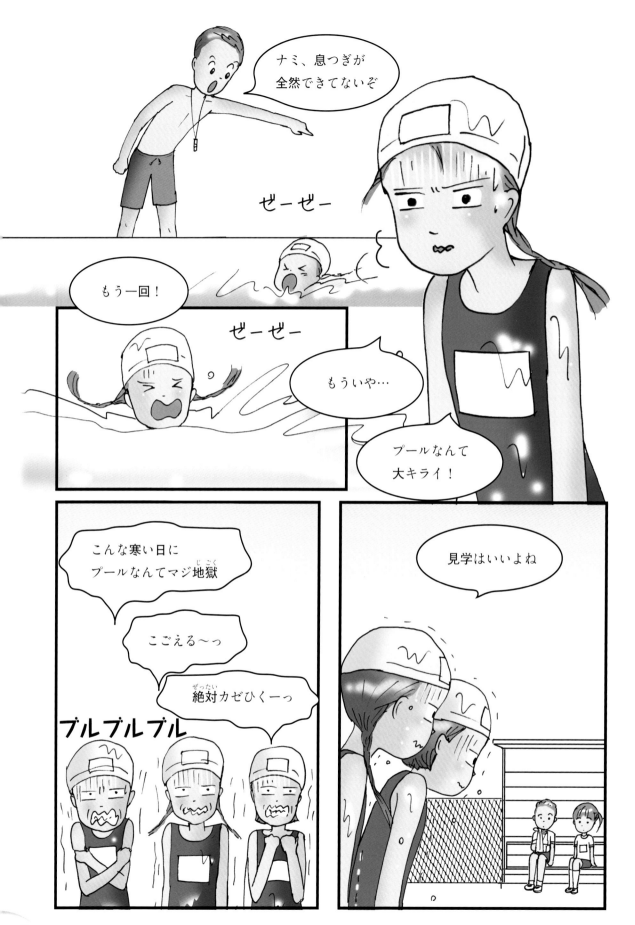

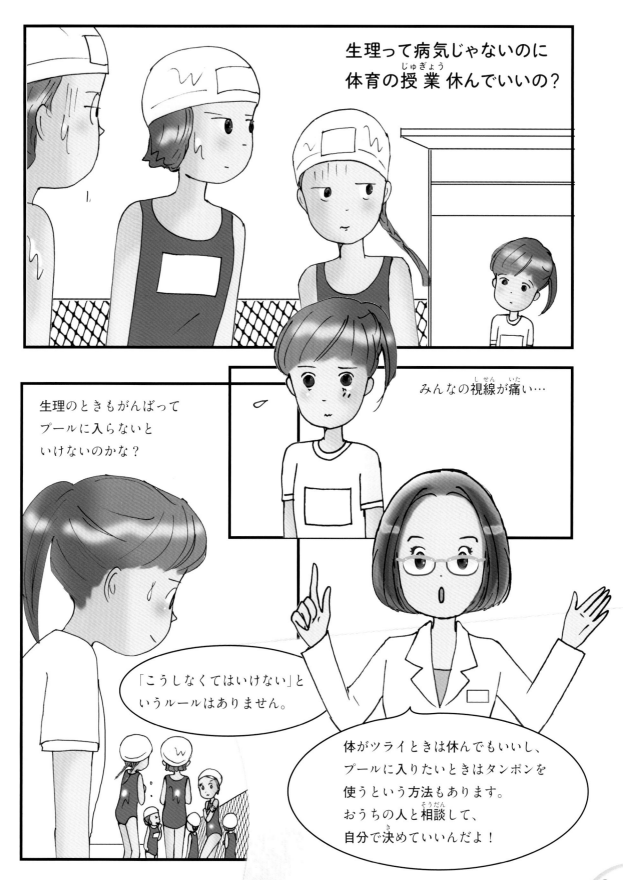

生理中、こんなときはどうする？

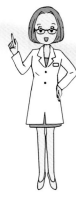

生理中は、出血が気になったり体調が悪かったり、人によってはふだん通りに生活できないことがあります。生理がきたということは、健康で、赤ちゃんを産める体に成長したあかし。けれど、毎月経血が出るしくみは、女性の体に必ずしも必要ではありません＊。

長い間、「生理は毎月くるのが当たり前」「生理痛くらいガマンできる」と考えられてきましたが、今は生理を数年間止める方法や、痛みをやわらげる薬など、さまざまな選択肢があります。生理とどうつきあっていくのか、自分の意思で選べる時代なのです。

＊体の不調が理由で生理がしばらくこない場合は病院でみてもらいましょう。

スポーツ

生理のときの体育やプール、どうしたらいい？

生理痛がひどいときは、体育の授業を見学してもいいの？

生理中の体育やプールについて特別なルールはありません。出血が多いときや生理痛がひどいときは、無理せずに見学しましょう。ただ、ずっとじっとしている必要はなく、ストレッチなどで少し体を動かすのもよいでしょう。生理中も元気な人は、ふだん通りに運動してOK。もれるのが心配だったら、夜用のナプキンをつけてみて。

そぼくなギモン

生理中でもいつも通り体育に出る子と、見学する子がいるのはなんでなの？

生理痛には個人差があります。生理中でもふだん通り過ごせる子もいれば、おなかや腰が痛くて運動がツラい子もいます。生理で体育を休んでいる女の子がいたら、体調が悪いということを理解し、からかったりせずにそっとしておいてあげましょう。

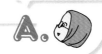

プールは入っても大丈夫?

医学的には、生理中も泳いで問題ありません。水中では水の圧力が体にかかり、経血が出にくくなるけれど、水に入る前や上がった後は経血が出やすいから気をつけて。紺や茶色など濃い色のバスタオルを用意して、すぐにシャワーをあびたらさっと着がえましょう。プールに入るときは、できればタンポン（1巻23ページ）を使いましょう。

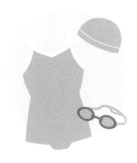

あなたはどう思う?

全国の中学や高校では、生理中の生徒の指導についてこんなことが起きています。もし同じようなことが身のまわりで起きたら、あなたはどう思う?

見学の生徒は校庭10周

わたしの中学では、生理でプールに入れない子は暑い中校庭を10周（2km）走るという決まりがあります。ただでさえ生理痛で体調が悪いのに、熱中症になりそうでツラかった! 見学はサボりじゃないのに……。

生理の日数を先生に報告

高校のプールの授業を見学するときは、「生理○日目です」と生理の日数を報告しなければいけない。男性の先生にそんなことを言うなんてはずかしかった。友だちはそれがイヤで、無理してプールに入っていたんだよね。

強制的にプールに入らされた

「生理でもプールに入れる」と、先生に強い口調で言われ、「絶対に入らないといけないんだ」と感じた。タンポンはこわくて使えなかったから、何もつけずにプールに入ったの。血が流れたらどうしようとこわかった。

参加・不参加は自分で決めたい

「生理のときも体育は基本的に参加。水泳の授業も同じです」というプリントが中学校から配られた。自分の体は自分がいちばんわかっているのに、体育に参加できるかどうかの限界を、どうして先生が勝手に決めるんだろう。

宿泊行事

しゅくはくぎょうじ

林間学校や修学旅行のときは、もしものための準備をしておこう。

Q. 修学旅行中に、突然生理になったらどうしたらいいの？

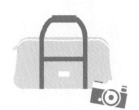

生理周期が安定しないうちは、突然生理がくることも。あわてないように準備はしっかりしておきましょう。サニタリーショーツ2〜3枚、ナプキン5〜10枚、よごれたショーツを入れるためのチャックつきビニールをワンセットにしてバッグに入れておくと安心。旅行中に初経をむかえたら、担任の先生や看護師さんに相談してみて。

Q. おふろはみんなと入ってもいいの？

昼間のうちに先生と相談して、みんなと時間をずらして入ったり、個室のおふろを使わせてもらったりしましょう。大浴場を使う場合は、シャワーだけにして湯舟につかるのはひかえて。おふろに入る前に、トイレで新しいサニタリーショーツにナプキンをつけておくと着がえがスムーズ。使用済みのナプキンは、ショーツごとビニール袋にしまってもOK。

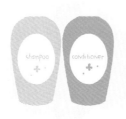

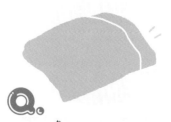

Q. 寝ている間にもれないか心配……。

寝るときは、夜用の大きめのナプキンがおすすめ。泊まる日数分持って行きましょう。それでも心配なら、紺や茶など濃いめの色のバスタオルを持って行き、布団の上に敷いて寝ると、もしものときも布団がよごれにくいです。ショーツやパジャマがよごれたとき用の予備があると、あわてずにすみます。

クラブ活動・受験

大事な試合や受験と生理が重なったら、どうする？

 **生理前はだるくて、クラブ活動の練習がツライ。
試合で勝ちたいけれど……。**

体調がよければ、生理中もクラブ活動に参加して大丈夫。けれど、体調がよくないときに無理して運動をすると、生理痛がよけいひどくなることもあります。ツライときは、あせらずに数日休みましょう。運動をするときは、もれないように羽つきのナプキンや大きいサイズのナプキンを使ってね。

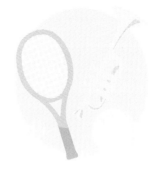

 **中学受験の試験と生理が重なりそう。
生理痛がひどかったらどうしよう？**

受験や試合、コンクールなど、特別な日に生理がきたらどうしても困る！ というときは、「ピル」という錠剤の薬を毎日飲むことで生理をずらすことができます。生理をずらしたい日の1か月以上前に産婦人科・婦人科に行って、薬を処方してもらいましょう。ただ、ピルを飲むと気持ち悪くなってしまうことも。必ずおうちの人と相談してね。

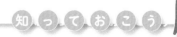
知っておこう！

ピルはいつから使っていい？

生理の日をずらすピルのほかに、生理周期自体をなくしてしまうピルもあります。それを飲むと、PMSや生理痛をやわらげたり、避妊（望まない妊娠を防ぐ）の効果も。医学的には初経から閉経まで使え、年齢に制限はありません。ただ、ピルは毎日決まった時間に飲むので、小学生がひとりで管理するにはまだ難しいかもしれません。将来のために、ピルという選択肢を覚えておきましょう。

みんなの声

将来ぼくも生理のことをオープンに話せる夫婦になりたい

ショウタ｜18才

いくら生理中ツライからといって、姉きに八つ当たりされるとイラッとする！「今は生理だから」って教えてもらったほうが心構えができる。生理のことは本で読んだことがあるけれど、何が大変なのかよくわからなくて。

ナプキンのテレビCMに出てくる女性は、生理の日でもニコニコしていて快適そう。だから、ずっとそういうイメージを持っていたけれど、同級生の女の子にその話をしたら、「何もわかってない！」って言われて……。

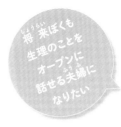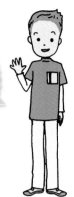

タクヤ｜20才

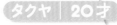

ダイスケ｜25才

働く女性が増えて、職場では生理中の女性をサポートする動きが広がっています。この間は、社員全員で生理のしくみや生理痛の大変さを学ぶ機会があって、生理がない人も、きちんと知ることが大切だと感じました。

カズヤ｜30才

勤務先には「生理休暇」(18ページ)があるけれど、男性の上司に「今日は生理で休みます」と連絡することに抵抗がある人もいるみたい。その気持ちもわかるし、もっと生理がオープンになればいいなと思う。

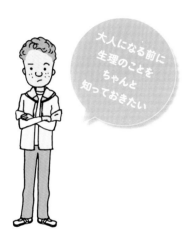

大人になる前に生理のことをちゃんと知っておきたい

妻は生理前にイライラしたり、生理中は寝こんだり、毎月大変そう。そういうときは分担している家事を自分がより多く担当するようにしている。結婚したばかりのときはそれがわからなくて、ケンカばかりしていました。

リョウ｜32才

ケンタロウ｜39才

妻や娘に頼まれて、会社帰りにナプキンを買ってくることがたまにあります。はじめて買ったときははずかしかったけれど、今はトイレットペーパーを買うような感覚。みんながこそこそせずに買えるようになるといいですね。

知っておきたい、考えたい、
生理のこと

この本を読んで、どんなことがわかったかな？

 生理ってツライことが多いよね……

近くなるとなんだかイライラするし、おなかが痛いときもある

 血の量が多い日は、気になって授業やスポーツに集中できないよね

生理中は体調や気持ちが不安定になりやすいんだとわかったよ

 宿泊行事やプールのときにどうするかは、自分がどうしたいかがいちばん大切。大人と相談して自分が決めていいんだね

痛みがひどいときや、出血が多すぎるときは、病院で相談することも大事！　婦人科に行くのはこわいことじゃないんだよね

 生理ははずかしいことじゃないから、ツライときは家族や友だち、先生にそう伝えても大丈夫だよ

でも、人に言いたくなさそうな友だちがいたら、無理に話をせずにそっとしておいてね

 大人になっても、家族や職場で、生理のことで困っている人がいたら、男女関係なく助けあえるといいね

さくいん

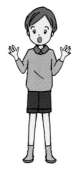

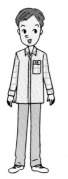

［監修］

宋美玄◉そん・みひょん

産婦人科専門医、医学博士。1976
年、兵庫県神戸市生まれ。2001年
に大阪大学医学部を卒業、大阪大
学産婦人科に入局。周産期医療を
中心に産婦人科医療に携わる。
2007年、川崎医科大学産婦人科講
師に就任。University College Of
London Hospitalに留学し、胎児超
音波を学ぶ。女性の性、妊娠、出産
について積極的な啓蒙活動に励ん
でいる。二児の母。

編
孫奈美
執筆
孫奈美
デザイン
小沼宏之［Gibbon］
マンガ
小林裕美子
イラスト
小林裕美子｜小沼早苗［Gibbon］

女子も！男子も！
生理を知ろう
❷ 生理のなやみ

2020年2月　初版第1刷発行

監修
宋美玄
発行者
小安宏幸
発行所
株式会社汐文社
〒102-0071
東京都千代田区富士見1-6-1
TEL 03-6862-5200　FAX 03-6862-5202
https://www.choubunsha.com
印刷
新星社西川印刷株式会社
製本
東京美術紙工協業組合

ISBN978-4-8113-2540-8